AF234390

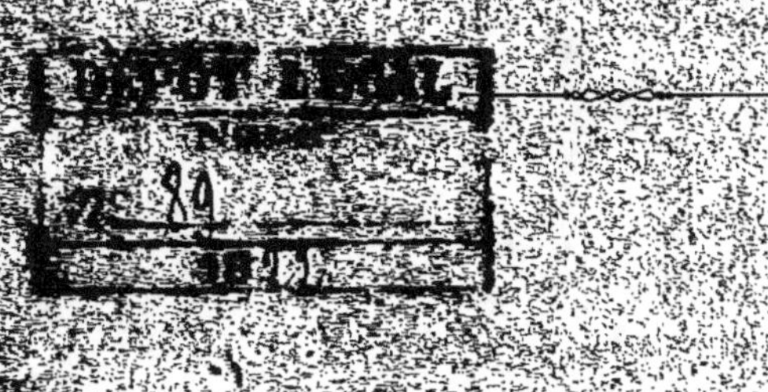

COMMUNES

ET

CIRCONSCRIPTIONS SANITAIRES

LILLE
IMPRIMERIE L. DANEL
—
1922

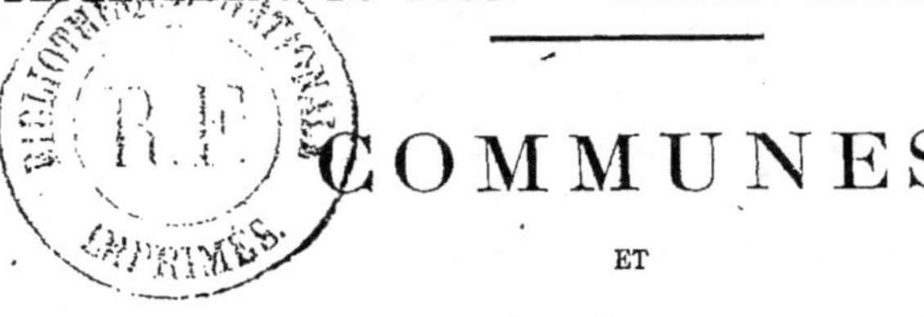

COMMUNES

ET

CIRCONSCRIPTIONS SANITAIRES

N.-B. — *Dans les renseignements et les chiffres fournis par cette brochure il est fait abstraction des villes à bureau d'hygiène suivantes : Cambrai, Denain, Douai, Dunkerque, Lille, Maubeuge, Roubaix, Tourcoing et Valenciennes.*

I. — A quelle circonscription sanitaire appartient la commune de........?

(ABRÉVIATIONS : A, Avesnes. — Ar, Armentières. — B, Bergues. — C, Cambrai. — D, Douai. — Dk, Dunkerque. — H, Hazebrouck. — L 1re, Lille 1re. — L 2e, Lille 2e. — Le C, Le Cateau. — M, Maubeuge. — Rb, Roubaix. — Tg, Tourcoing. — V. Valenciennes).

COMMUNE DE	POPULATION	Circonscription	COMMUNE DE	POPULATION	Circonscription
	habitants			habitants	
Abancourt...........	398	C	Armentières.........	14.758	Ar
Abscon.............	3.150	V	Arnèk	1.446	H
Aibes	312	M	Artres	892	V
Aix	765	D	Ascq...............	2.756	Rb
Allennes-les-Marais....	1.037	L 1re	Assevent...........	415	M
Amfroipret..........	190	M	Attiches	724	L 1re
Anhiers	617	D	Aubencheul-au-Bac....	368	C
Aniche	8.808	D	Auberchicourt........	3.540	D
Annappes...........	3.020	Rb	Aubers.............	747	Ar
Anneux.............	300	C	Aubigny-au-Bac......	817	D
Annœullin	5.322	L 1re	Aubry.............	932	V
Anor	4.119	A	Auby...............	4.745	D
Anstaing...........	834	Rb	Auchy.............	1.025	D
Anzin	13.790	V	Audencourt	256	Le C
Arleux	1.264	D	Audignies...........	154	M
Armbouts-Cappel.....	1.159	B	Aulnoy.............	2.339	V

COMMUNE DE	POPULATION (habitants)	Circonscription	COMMUNE DE	POPULATION (habitants)	Circonscription
Aulnoye	3.169	A	Bettignies	135	M
Avelin	1.322	L 1re	Bettrechies	378	M
Avesnelles	2.370	A	Beugnies	631	A
Avesnes	4.937	A	Beuvrages	2.121	V
Avesnes-le-Sec	1.456	V	Beuvry	1.675	D
Avesnes-lez-Aubert	4.471	C	Bévillers	1.065	C
Awoingt	403	C	Bierne	669	B
Aymeries	384	A	Bissezeele	316	B
Bachant	1.274	A	Blaringhem	1.620	H
Bachy	961	L 1re	Blécourt	307	C
Bailleul	6.651	H	Boeschèpe	2.064	H
Baisieux	1.905	Rb	Boeseghem	810	H
Baives	228	A	Bois-Grenier	585	Ar
Bambecque	820	B	Bollezeele	1.550	B
Banteux	447	C	Bondues	2.746	Tg
Bantigny	314	C	Borre	612	H
Bantouzelle	447	C	Bouchain	1.732	V
Bas-lieu	377	A	Boulogne-s-Helpe	425	A
Basuel	689	Le C	Bourbourg	2.489	Dk
Bauvin	2.536	L 1re	Bourbourg-Campagne	2.880	Dk
Bavai	1.772	M	Bourghelles	999	L 1re
Bavinchove	807	H	Boursies	355	C
Beaucamps	430	L 1re	Bousbecque	2.948	Tg
Beaudignies	852	A	Bousies	2.509	A
Beaufort	966	M	Bousignies (A)	547	M
Beaumont	746	Le C	Bousignies (V)	208	V
Beaurain	218	Le C	Boussières (A)	433	A
Beaurepaire	412	A	Boussières-en-Cambsis	726	C
Beaurieux	225	M	Boussois	1.770	M
Beauvois-en-Cambrésis	3.291	C	Bouvignies	1.231	D
Bellaing	414	V	Bouvines	586	L 1re
Bellignies	1.002	M	Bray-Dunes	2.178	Dk
Bérelles	180	M	Briastre	704	Le C
Bergues	3.922	B	Brillon	428	V
Berlaimont	2.642	A	Brouckerque	819	Dk
Bermerain	732	Le C	Broxeele	279	B
Bermeries	291	M	Bruay-sur-Escaut	7.330	V
Bersée	1.618	L 1re	Bruilles-lez-Marchnes	1.152	D
Bersillies	109	M	Bruille-St-Amand	1.505	V
Berthen	558	H	Brunémont	379	D
Bertry	3.002	Le C	Bry	334	A
Bétheucourt	1.270	C	Bugnicourt	711	D

COMMUNE DE	POPULATION	Circonscription	COMMUNE DE	POPULATION	Circonscription
	habitants			habitants	
Busigny	3.447	Le C	Crochte	506	B
Buysscheure	609	H	Croix (A)	298	A
Caestre	1.315	H	Croix (L)	17.176	Rb
Cagnoncles	620	C	Cuincy	1.337	D
Camphin-en-Carembᵗ	959	L 1ʳᵉ	Curgies	988	V
Camphin-en-Pévèle	1.031	L 1ʳᵉ	Cuvillers	186	C
Cantaing	484	C	Cysoing	2.940	L 1ʳᵉ
Cantin	743	D	Damousies	233	M
Capelle	161	Le C	Dechy	2.848	D
Capinghem	283	Ar	Dehéries	61	Le C
Cappelle (DK)	1.494	Dk	Deûlémont	715	Ar
Cappelle (L)	1.098	L 1ʳᵉ	Dimechaux	196	M
Cappellebrouck	1.105	Dk	Dimont	343	M
Carnières	1.052	C	Doignies	346	C
Carnin	495	L 1ʳᵉ	Dompierre	768	A
Cartignies	1.521	A	Douchy	3.319	V
Cassel	2.955	H	Dourlers	598	A
Catillon	1.254	Le C	Doulieu	881	H
Cattenières	869	C	Drincham	189	Dk
Caudry	12.336	Le C	Ebblinghem	572	H
Caullery	720	Le C	Ecaillon	720	D
Cauroir	613	C	Eccles	117	M
Cerfontaine	545	M	Eclaibes	210	M
Chapelle d'Armentières	2.007	Ar	Ecuelin	133	A
Château l'Abbaye	580	V	Eecke	1.052	H
Chemy	289	L 1ʳᵉ	Elincourt	1.057	Le C
Chéreng	1.515	Rb	Elesmes	411	M
Choisies	82	M	Emerchicourt	300	V
Clairfayts	289	M	Emmerin	1.553	L 1ʳᵉ
Clary	1.738	Le C	Englefontaine	1.328	A
Cobrieux	307	L 1ʳᵉ	Englos	268	L 1ʳᵉ
Colleret	1.248	M	Ennetières-en-Weppes	569	L 1ʳᵉ
Comines	4.248	Ar	Ennevelin	1.187	L 1ʳᵉ
Condé-sur-Escaut	4.503	V	Eppe-Sauvage	478	A
Coudekerque	714	Dk	Erchin	618	D
Coudekerque-Branche	9.264	Dk	Eringhem	559	B
Courchelettes	691	D	Erquinghem-le-Sec	101	L 1ʳᵉ
Cousolre	2.742	M	Erquinghem-Lys	2.166	Ar
Coutiches	1.695	D	Erre	1.509	D
Craywick	393	Dk	Escarmain	377	Le C
Crespin	3.076	V	Escaudain	5.443	V
Crèvecœur-sur-Escaut	1.428	C	Escaudœuvres	2.204	C

COMMUNE DE	POPULATION (habitants)	Circonscription	COMMUNE DE	POPULATION (habitants)	Circonscription
Escautpont	2.671	V	Fournes-en-Weppes	1.605	Ar
Escobecques	105	L 1re	Frasnoy	368	A
Esnes	964	Le C	Frelinghien	956	Ar
Esquelbecq	1.592	B	Fresnes	6.891	V
Esquerchin	735	D	Fressain	822	D
Estaires	3.869	H	Fressies	453	C
Estourmel	473	C	Fretin	2.097	L 1re
Estrées	646	D	Fromelles	529	Ar
Estreux	535	V	Genech	1.074	L 1re
Estrun	588	C	Ghissignies	361	A
Eswars	326	C	Ghyvelde	1.705	B
Eth	254	A	Glageon	2.483	A
Etrœungt	1.840	A	Godewaersvelde	1.947	H
Faches	5.768	L 2e	Gœulzin	771	D
Famars	671	V	Gognies-Chaussée	758	M
Faumont	1.231	D	Gommegnies	2.679	A
Favril	513	A	Gondecourt	2.104	L 1re
Féchain	1.180	D	Gonnelieu	405	C
Feignies	3.973	M	Gouzeaucourt	1.044	C
Felleries	1.649	A	Grande-Synthe	1.175	Dk
Fenain	3.393	D	Grand-Fayt	518	A
Férin	575	D	Grand-Fort-Philippe	3.387	Dk
Féron	469	A	Gravelines	5.255	Dk
Ferrière-la-Grande	4.050	M	Gruson	396	Rb
Ferrière-la-Petite	915	M	Guesnain	2.293	D
Flaumont-Waudrechies	414	A	Gussignies	515	M
Flers (L)	4.904	Rb	Hallennes-l-Haubourdin	1.042	L 1re
Flers-en-Escrebieux	3.974	D	Halluin	13.760	Tg
Flesquières	410	C	Hamel	338	D
Flêtre	755	H	Hantay	418	Ar
Flines-lez-Mortagne	1.752	V	Hardifort	479	H
Flines-lez-Raches	4.140	D	Hargnies	356	A
Floursies	151	A	Hasnon	2.941	V
Floyon	799	A	Haspres	2.586	V
Fontaine-au-Bois	660	A	Haubourdin	9.650	L 1re
Fontaine-au-Pire	1.895	C	Haucourt	376	Le C
Fontaine-Notre-Dame	1.386	C	Haulchin	1.474	V.
Forenville	65	C	Haussy	2.177	Le C
Forest (A)	943	A	Haut-Lieu	418	A
Forest (L)	784	Rb	Hautmont	13.279	M
Fort-Mardyck	1.964	Dk	Haveluy	2.088	V
Fourmies	11.991	A	Haverskerque	1.248	H

COMMUNE DE	POPULATION	Circonscription	COMMUNE DE	POPULATION	Circonscription
	habitants			habitants	
Haynecourt	275	C	Landas	1.675	D
Hazebrouck	14.584	H	Landrecies	3.147	A
Hecq	339	A	La Neuville	320	L 1re
Hélesmes	1.615	V	Lannoy	1.689	Rb
Hellemmes-Lille	13.330	L 2e	Larouillies	342	A
Hem	4.822	Rb	La Sentinelle	2.570	V
Hem-Lenglet	496	C	Lauwin-Planque	747	D
Hergnies	3.178	V	Le Cateau	8.152	Le C
Hérin	2.706	V	Lecelles	2.090	V
Herlies	612	Ar	Lécluse	1.268	D
Herrin	265	L 1re	Lederzeele	1.387	B
Herzeele	1.522	B	Ledringhem	480	B
Hestrud	322	M	Leers	4.357	Rb
Holque	665	Dk	Leffrinckhoucke	1.436	Dk
Hondeghem	979	H	Le Maisnil	246	L 1re
Hondschoote	3.013	B	Le Quesnoy	3.223	A
Hon-Hergies	1.061	M	Lesdain	645	C
Honnechy	950	Le C	Les Moëres	938	B
Honnecourt	851	C	Lesquin	2.243	L 1re
Hordain	1.164	V	Leval	1.036	A
Hornaing	1.469	D	Lewarde	1.359	D
Houdain	930	M	Lezennes	1.881	L 2e
Houplin	1.793	L 1re	Lez-Fontaine	258	M
Houplines	2.662	Ar	Liessies	643	M
Houtkerque	1.088	H	Lieu-St-Amand	776	V
Hoymille	449	B	Ligny (L)	37	L 1re
Illies	1.205	Ar	Ligny-en-Cambrésis	2.416	Le C
Inchy	1.245	Le C	Limont-Fontaine	572	M
Iwuy	3.333	C	Linselles	4.235	Tg
Jenlain	772	A	Locquignol	545	A
Jeumont	5.478	M	Loffre	236	D
Jolimetz	776	A	Lomme	11.321	L 1re
Killem	940	B	Lompret	390	Ar
La Bassée	2.120	Ar	Looberghe	1.119	Dk
La Flamengrie	283	M	Loon-Plage	2.701	Dk
La Gorgue	3.812	H	Loos	12.197	L 1re
La Groise	584	Le C	Lourches	5.104	V
Lallaing	2.576	D	Louvignies-Bavai	1.174	M
La Longueville	1.303	M	Louvignies-Quesnoy	858	A
La Madeleine-lez-Lille	17.902	L 2e	Louvil	501	L 1re
Lambersart	10.472	L 2e	Louvroil	4.401	M
Lambres	1.588	D	Lynde	602	H

COMMUNE DE	POPULATION	Circonscription	COMMUNE DE	POPULATION	Circonscription
	habitants			habitants	
Lys-lez-Lannoy	6.292	Rb	Montigny (C)	907	Le C
Maing	2.658	V	Montigny-en-Ostrevent	812	D
Mairieux	441	M	Montrecourt	172	Le C
Malincourt	780	Le C	Morbecque	2.604	H
Malo-les-Bains	9.025	Dk	Morenchies	126	C
Marbaix	454	A	Mortagne-du-Nord	1.179	V
Marchiennes	3.546	D	Mouchin	1.299	L 1re
Marchiennes-Camp	461	D	Moustier	102	A
Marcoing	1.770	C	Mouvaux	8.392	Tg
Marcq-en-Ostrevent	503	D	Naves	644	C
Marcq-en-Barœul	12.713	Tg	Neuf-Berquin	800	H
Mardyck	418	Dk	Neuf-Mesnil	1.740	M
Maresches	833	A	Neuville (A)	319	A
Maretz	2.312	Le C	Neuville-en-Ferrain	3.963	Tg
Marly	3.477	V	Neuville-St-Rémy	1.663	C
Maroilles	1.695	A	Neuville-sur-Escaut	1.785	V
Marpent	2.307	M	Neuvilly	1.664	Le C
Marquette (L)	5.151	L 2e	Nieppe	3.341	H
Marquette-en-Ostrev	1.962	V	Niergnies	349	C
Marquillies	1.311	Ar	Nivelles	994	V
Masnières	2.171	C	Nomain	1.951	D
Masny	1.442	D	Noordpeene	933	H
Mastaing	938	V	Noyelles-sur-Sambre	370	A
Maulde	916	V	Noyelles-sur-Escaut	553	C
Maurois	604	Le C	Noyelles-lez-Seclin	271	L 1re
Mazinghien	465	Le C	Noyelles-sur-Selle	641	V
Mecquignies	623	M	Obies	655	M
Merckeghem	630	B	Obrechies	232	M
Mérignies	771	L 1re	Ochtezeele	369	H
Merris	706	H	Odomez	497	V
Merville	5.319	H	Ohain	1.113	A
Meteren	1.652	H	Oisy	222	V
Millam	876	Dk	Onnaing	5.549	V
Millonfosse	457	V	Oost-Cappel	386	B
Mœuvres	537	C	Orchies	3.555	D
Monceau-St-Waast	458	A	Ors	738	Le C
Monchaux	432	V	Orsinval	355	A
Moncheaux	1.062	L 1re	Ostricourt	2.441	L 1re
Monchecourt	1.714	D	Oudezeele	761	H
Mons-en-Barœul	6.792	L 2e	Oxelaëre	505	H
Mons-en-Pevèle	1.764	L 1re	Paillencourt	953	C
Montay	353	Le C	Pecquencourt	1.329	D

COMMUNE DE	POPULATION (habitants)	Circonscription	COMMUNE DE	POPULATION (habitants)	Circonscription
Pérenchies	2.247	Ar	Ribécourt	522	C
Péronne	598	L 1re	Rieulay	549	D
Petite-Forêt	1.322	V	Rieux-en-Cambrésis	1.788	C
Petite-Synthe	5.961	Dk	Robersart	194	A
Petit-Fayt	303	A	Rœulx	2.498	V
Phalempin	2.128	L 1re	Rombies et Marchipont	452	V
Pitgam	1.184	B	Romeries	517	Le C
Poix du Nord	2.106	A	Ronchin	5.821	L 2e
Pommereuil	848	Le C	Roncq	5.950	Tg
Pont-à-Marcq	813	L 1re	Roost-Warendin	2.913	D
Pont-sur-Sambre	1.872	A	Rosendaël	13.977	Dk
Potelle	187	A	Rosult	1.547	V
Pradelles	167	H	Roucourt	271	D
Prémesques	764	Ar	Rousies	2.650	M
Préseau	1.792	V	Rouvignies	376	V
Preux-au-Bois	1.322	A	Rubrouck	1.091	H
Preux-au-Sart	324	A	Ruesnes	354	A
Prisches	1.295	A	Rumegies	1.194	V
Prouvy	1.119	V	Rumilly	1.186	C
Proville	556	C	Sailly-Cambrésis	541	C
Provin	1.817	L 1re	Sailly-lez-Lannoy	788	Rb
Quaëdypre	1.208	B	Sainghin-en-Mélantois	1.561	L 1re
Quarouble	2.567	V	Sainghin-en-Weppes	2.938	Ar
Quérénaing	497	V	Sains-du-Nord	2.877	A
Quesnoy-sur-Deûle	2.533	Ar	Saint-Amand	13.394	V
Quiévelon	144	M	St-André-lez-Lille	5.309	L 2e
Quiévrechain	3.604	V	St-Aubert	2.019	C
Quiévy	2.753	C	St-Aubin	387	A
Raches	1.771	D	St-Aybert	298	V
Radinghem	895	L 1re	St-Benin	569	Le C
Raillencourt	1.277	C	St-Georges	304	Dk
Raimbeaucourt	2.777	D	St-Hilaire-s-Helpe	881	A
Rainsart	240	A	St-Hilaire-lez-Cambrai	2.140	C
Raismes	8.410	V	St-Jans-Cappel	1.108	H
Ramillies	506	C	Ste-Marie-Cappel	545	H
Ramousies	413	A	St-Martin	407	Le C
Raucourt	182	A	St-Momelin	299	Dk
Recquignies	1.288	M	St-Pierrebrouck	868	Dk
Rejet de Beaulieu	365	Le C	St-Pol-sur-Mer	10.492	Dk
Renescure	1.630	H	St-Python	1.290	Le C
Reumont	506	Le C	St-Remy-Chaussée	423	A
Rexpoëde	1.478	B	St-Remy-Mal-Bâti	958	M

COMMUNE DE	POPULATION	Circonscription	COMMUNE DE	POPULATION	Circonscription
	habitants			habitants	
St-Saulve	3.471	V	Terdeghem	557	H
St-Souplet	1.461	Le C	Teteghem	1.705	Dk
St-Sylvestre-Cappel	871	H	Thiant	1.955	V
St-Vaast	1.453	Le C	Thiennes	980	H
St-Waast	737	M	Thivencelles	706	V
Salesches	435	A	Thumeries	1.652	L 1re
Salomé	1.397	Ar	Thun (V)	770	V
Saméon	1.016	D	Thun-Lévêque	577	C
Sancourt	343	C	Thun-St-Martin	464	C
Santes	1.840	L 1re	Tilloy (C)	391	C
Sars et Rosières	333	V	Tilloy (D)	253	D
Sars-Poteries	2.129	M	Toufflers	1.914	Rb
Sassegnies	305	A	Tourmignies	553	L 1re
Saultain	1.146	V	Trélon	3.381	A
Saulzoir	1.798	Le C	Tressin	549	Rb
Sebourg	1.350	V	Trith-St-Léger	4.188	V
Seclin	7.344	L 1re	Troisvilles	1.176	Le C
Selvigny	559	Le C	Uxem	507	Dk
Sémeries	624	A	Vendegies-au-Bois	555	A
Semousies	174	A	Vendegies-s-Ecaillon	765	Le C
Sepmeries	663	A	Vendeville	408	L 1re
Sequedin	831	L 1re	Verchain-Maugré	1.093	V
Seranvillers	228	C	Verlinghem	964	Ar
Sercus	382	H	Vertain	637	Le C
Sin-le-Noble	9.301	D	Vicq	1.226	V
Socx	762	B	Viesly	1.968	Le C
Solesmes	5.311	Le C	Vieux-Berquin	1.906	H
Solre-le-Château	2.143	M	Vieux-Condé	7.242	V
Solrinnes	122	M	Vieux-Mesnil	344	A
Somain	8.641	D	Vieux-Reng	888	M
Sommaing	388	Le C	Villereau	693	A
Spycker	625	Dk	Villers-au-Tertre	460	D
Staple	753	H	Villers-Campeau	713	D
Steenbecque	1.633	H	Villers-en-Cauchies	1.341	C
Steene	998	B	Villers-Guislain	712	C
Steenvoorde	3.924	H	Villers-Outréaux	2.197	Le C
Steenwerck	3.335	H	Villers-Plouich	504	C
Strazeele	514	H	Villers-Pol	1.343	A
Taisnières-en-Th.	605	A	Villers-Sire-Nicole	1.078	M
Taisnières-sur-Hon	1.022	M	Volckerinckhove	709	B
Templemars	1.336	L 1re	Vred	1.505	D
Templeuve	2.958	L 1re	Wahagnies	1.339	L 1re

COMMUNE DE	POPULATION (habitants)	Circonscription	COMMUNE DE	POPULATION (habitants)	Circonscription
Walincourt	1.941	Le C	Wavrechain-s-Denain	1.048	V
Wallers-Trélon	316	A	Wavrechain-s-Faulx	393	V
Wallers (V)	4.944	V	Wavrin	3.830	L 1re
Wallon-Cappel	603	H	Waziers	6.032	D
Wambaix	447	C	Wemaers-Cappel	314	H
Wambrechies	4.057	L 2e	Wervicq-Sud	1.884	Ar
Wandignies-Hamage	1.014	D	West-Cappel	631	B
Wannehain	496	L 1re	Wicres	302	Ar
Wargnies-le-Grand	776	A	Wignehies	3.758	A
Wargnies-le-Petit	681	A	Willems	1.909	Rb
Warhem	1.820	B	Willies	215	A
Warlaing	508	D	Winnezeele	1.365	H
Warnêton-Bas	102	Ar	Wormhoudt	3.113	B
Warnêton-Sud	60	Ar	Wulverdinghe	233	Dk
Wasnes-au-Bac	453	V	Wylder	214	B
Wasquehal	7.042	Rb	Zeggers-Cappel	1.400	B
Watten	2.660	Dk	Zermezeele	292	H
Wattignies (L)	2.879	L 1re	Zuydcoote	1.405	Dk
Wattignies-la-Vre	181	M	Zuytpeene	672	H
Wattrelos	27.733	Rb			

II. - Quelles communes comporte la circonscription sanitaire de.........?

CIRCONSCRIPTION SANITAIRE D'AVESNES
(91 communes. — 97.119 habitants)

Anor. — Aulnoye. — Avesnelles. — Avesnes. — Aymeries. — Bachant. — Baives. — Bas-lieu. — Beaudignies. — Beaurepaire. — Berlaimont. — Beugnies. — Boulogne-s-Helpe. — Bousies. — Boussières. — Bry. — Cartignies. — Croix. — Dompierre. — Dourlers. — Ecuelin. — Englefontaine. — Eppe-Sauvage. — Eth. — Etrœungt. — Favril. — Felleries. — Féron. — Flaumont-Waudrechies. — Floursies. — Floyon. — Fontaine-au-Bois. — Forest. — Fourmies. — Frasnoy. — Ghissignies. — Glageon. — Gommegnies. — Grand-Fayt. — Hargnies. — Haut-Lieu. — Hecq. — Jenlain. — Jolimetz. — Landrecies. — Larouillies. — Le Quesnoy. — Leval. — Locquignol. — Louvignies-Quesnoy. — Marbaix. — Maresches. — Maroilles. — Monceau-St-Waast. — Moustier. — Neuville. — Noyelles-sur-Sambre. — Ohain. — Orsinval. — Petit-Fayt. — Poix du Nord. — Pont-sur-Sambre. — Potelle. — Preux-au-Bois. — Preux-au-Sart. — Prisches. — Rainsars. — Ramousies. — Raucourt. — Robersart. — Ruesnes. — Sains-du-Nord. — St-Aubin. — St-Hilaire-s-Helpe. — St Rémy-Chaussée. — Salesches. — Sassegnies. — Sémeries. — Semousies. — Sepmeries. — Taisnières-en-Thiérache. — Trélon. — Vendegies-au-Bois. — Vieux-Mesnil. — Villereau. — Villers-Pol. — Wallers-Trélon. — Wargnies-le-Grand. — Wargnies-le-Petit. — Wignehies. — Willies.

CIRCONSCRIPTION SANITAIRE DE MAUBEUGE
(61 communes. — 74.095 habitants).

Aibes. — Amfroipret. — Assevent. — Audignies. — Bavai. — Beaufort. — Beaurieux. — Bellignies. — Bérelles. — Bermeries. — Bersillies. — Bettignies. — Bettrechies. — Bousignies. — Boussois. — Cerfontaine. — Choisies. — Clairfayts. — Colleret. — Cousolre. — Damousies. — Dimechaux. — Dimont. — Eccles. — Eclaibes. — Elesmes. — Feignies. — Ferrière-la-Grande. — Ferrière-la-Petite. — Gognies-Chaussée. — Gussignies. — Hautmont. — Hestrud. — Hon-Hergies. — Houdain. — Jeumont. — La Flamengrie. — La Longueville. — Lez-Fontaine. — Liessies. — Limont-Fontaine. — Louvignies-Bavai. — Louvroil. — Mairieux. — Marpent. — Mecquignies. — Neuf-Mesnil. — Obies. — Obrechies. — Quiévelon. — Recquignies. — Rousies. — St-Rémy-Mal-Bâti. — St-Waast. — Sars-Poteries. — Solre-le-Château. — Solrinnes. — Taisnières-sur-Hon. — Vieux-Reng. — Villers-sire-Nicole. — Wattignies-la-V^{re}.

CIRCONSCRIPTION SANITAIRE DE CAMBRAI
(66 communes. — 61.670 habitants).

Abancourt. — Anneux. — Aubencheul-au-Bac. — Avesnes-lez-Aubert. — Awoingt. — Banteux. — Bantigny. — Bantouzelle. — Beauvois-en-Camb^{sis}. — Béthencourt. — Bévillers. — Blécourt. — Boursies. — Boussières-en-Camb^{sis}. — Cagnoncles. — Cantaing. — Carnières. — Cattenières. — Cauroir. — Crèvecœur-sur-Escaut. — Cuvillers. — Doignies. — Escaudœuvres. — Estourmel. — Estrun. — Eswars. — Flesquières. — Fontaine-au-Pire. — Fontaine-Notre-Dame. — Forenville. — Fressies. — Gonnelieu. — Gouzeaucourt. — Haynecourt. — Hem-Lenglet. — Honnecourt. — Iwuy. — Lesdain. — Marcoing. — Masnières. — Mœuvres. — Morenchies. — Naves. — Neuville-St-Rémy. — Niergnies. — Noyelles-sur-Escaut. — Paillencourt. — Proville. — Quiévy. — Raillencourt. — Ramillies. — Ribécourt. — Rieux-en-Cambrésis. — Rumilly. — Sailly-Cambrésis. — St-Aubert. — St-Hilaire-lez-Cambrai. — Sancourt. — Séranvillers. — Thun-l'Evêque. — Thun-St-Martin. — Tilloy. — Villers-en-Cauchies. — Villers-Guislain. — Villers-Plouich. — Wambaix.

CIRCONSCRIPTION SANITAIRE DE LE CATEAU
(52 communes. — 76.713 habitants).

Audencourt. — Basuel. — Beaumont. — Beaurain. — Bermerain. — Bertry. — Briastre. — Busigny. — Capelle. — Catillon. — Caudry. — Caullery. — Clary. — Dehéries. — Elincourt. — Escarmain. — Esnes. — Haucourt. — Haussy. — Honnechy. — Inchy. — La Groise. — Le Cateau. — Ligny-en-Cambrésis. — Malincourt. — Maretz. — Maurois. — Mazinghien. — Montay. — Montigny. — Montrecourt. — Neuvilly. — Ors. — Pommereuil. — Rejet de Beaulieu. — Reumont. — Romeries. — St-Benin. — St-Martin. — St-Python. — St-Souplet. — St-Vaast. — Saulzoir. — Selvigny. — Solesmes. — Sommaing. — Troisvilles. — Vendegies-sur-Ecaillon. — Vertain. — Viesly. — Villers-Outréaux. — Walincourt.

CIRCONSCRIPTION SANITAIRE DE DOUAI
(65 communes. — 120.933 habitants).

Aix. — Anhiers. — Aniche. — Arleux. — Auberchicourt. — Aubigny-au-Bac. — Auby. — Auchy. — Beuvry. — Bouvignies. — Bruilles-les-March^{nes}. — Brunémont. — Bugnicourt. — Cantin. — Courchelettes. — Coutiches. — Cuincy. — Dechy. —

Ecaillon. — Erchin. — Erre. — Esquerchin. — Estrées. — Faumont. — Féchain.— Fenain. — Férin. — Flers-en-Escrebieux. — Flines-lez-Raches. — Fressain. — Gœulzin. — Guesnain. — Hamel. — Hornaing. — Lallaing. — Lambres. — Landas. — Lauwin-Planque. — Lécluse. — Lewarde. — Loffre. — Marchiennes. — Marchiennes-Camp. — Marcq-en-Ostrevent. — Masny. — Monchecourt. — Montigny-en-Ostrevent. — Nomain. — Orchies. — Pecquencourt. — Raches. — Raimbeaucourt. — Rieulay. — Roost-Warendin. — Roucourt. — Saméon. — Sin-le-Noble. — Somain. — Tilloy. — Villers-au-Tertre. — Villers-Campeau. — Vred. — Wandignies-Hamage. — Warlaing. — Waziers.

CIRCONSCRIPTION SANITAIRE DE DUNKERQUE
(33 communes. — 88.582 habitants).

Bourbourg. — Bourbourg-Campagne. — Bray-Dunes. — Brouckerque. — Cappelle. — Cappellebrouck. — Coudekerque. — Coudekerque-Branche. — Craywick. — Drincham. — Fort-Mardyck. — Grande-Synthe. — Grand-Fort-Philippe. — Gravelines. — Holque. — Leffrinckhoucke. — Looberghe. — Loon-Plage. — Malo-les-Bains. — Mardyck. — Millam. — Petite-Synthe. — Rosendaël. — St-Georges. — St-Momelin. — St-Pierrebrouck. — St-Pol-sur-Mer. — Spycker. — Teteghem. — Uxem. — Watten. — Wulverdinghe. — Zuydcoote.

CIRCONSCRIPTION SANITAIRE DE BERGUES
(31 communes. — 36.337 habitants).

Armbouts-Cappel. — Bambecque. — Bergues. — Bierne. — Bissezeele. — Bollezeele. — Broxeele. — Crochte. — Eringhem. — Esquelbecq. — Ghyvelde. — Herzeele. — Hondschoote. — Hoymille. — Killem. — Lederzeele. — Ledringhem. Les Moëres. — Merckeghem. — Oost-Cappel. — Pitgam. — Quaëdypre. — Rexpoëde. — Socx. — Steene. — Volckerinckhove. — Warhem. — West-Cappel. — Wormhoudt. — Wylder. — Zeggers-Cappel.

CIRCONSCRIPTION SANITAIRE D'HAZEBROUCK
(54 communes. — 90.932 habitants).

Arnèke. — Bailleul. — Bavinchove. — Berthen. — Blaringhem. — Bœschèpe. — Bœseghem. — Borre. — Buyscheure. — Caestre. — Cassel. — Doulieu. — Ebblinghem. — Eecke. — Estaires. — Flêtre. — Godewaersvelde. — Hardifort. — Haverskerque. — Hazebrouck. — Hondeghem. — Houtkerque. — La Gorgue. — Lynde. — Merris. — Merville. — Meteren.. — Morbecque. — Neuf-Berquin. — Nieppe. — Noordpeene. — Ochtezeele. — Oudezeele. — Oxelaëre. — Pradelles. — Renescure. — Rubrouck. — St-Jans-Cappel. — Ste-Marie-Cappel. — St-Sylvestre-Cappel. — Sercus. — Staple. — Steenbecque. — Steenvoorde. — Steenwerck. — Strazeele. — Terdeghem. — Thiennes. — Vieux-Berquin. — Wallon-Cappel. — Wemaers-Cappel. — Winnezeele. — Zermezeele. — Zuytpeene.

CIRCONSCRIPTION SANITAIRE DE LILLE (1re)
(61 communes. — 111.713 habitants).

Allennes-les-Marais. — Annœullin. — Attiches. — Avelin. — Bachy. — Bauvin. — Beaucamps. — Bersée. — Bourghelles. — Bouvines. — Camphin-en-Carembault. — Camphin-en-Pevèle. — Cappelle. — Carnin. — Chemy. — Cobrieux. — Cysoing. — Emmerin. — Englos. — Ennetières-en-Weppes. — Ennevelin. — Erquinghem-le-Sec. — Escobecques. — Fretin. — Genech. — Gondecourt.

— Hallennes-les-Haubourdin. — Haubourdin. — Herrin. — Houplin. — La Neuville. — Le Maisnil. — Lesquin. — Ligny. — Lomme. — Loos. — Louvil. — Mérignies. — Moncheaux. — Mons-en-Pevèle. — Mouchin. — Noyelles-lez-Seclin. — Ostricourt. — Péronne. — Phalempin. — Pont-à-Marcq. — Provin. — Radinghem. — Sainghin-en-Mélantois. — Santes. — Seclin. — Sequedin. — Templemars. — Templeuve. — Thumeries. — Tourmignies. — Vendeville.— Wahagnies. — Wannehain. — Wattignies. — Wavrin.

CIRCONSCRIPTION SANITAIRE DE LILLE (2me)
(10 communes. — 76.483 habitants).

Fâches. — Hellemmes-Lille. — La Madeleine-lez-Lille. — Lambersart. — Lezennes. — Marquette-lez-Lille. — Mons-en-Barœul. — Ronchin. — St-André-lez-Lille. — Wambrechies.

CIRCONSCRIPTION SANITAIRE DE ROUBAIX
(19 communes. — 90.384 habitants).

Annappes. — Anstaing. — Ascq. — Baisieux. — Chéreng. — Croix. — Flers. — Forest. — Gruson. — Hem. — Lannoy. — Leers. — Lys-lez-Lannoy. — Sailly-lez-Lannoy. — Toufflers. — Tressin. — Wasquehal. — Wattrelos. — Willems.

CIRCONSCRIPTION SANITAIRE DE TOURCOING
(8 communes. — 54.707 habitants).

Bondues. — Bousbecque. — Halluin. — Linselles. — Marcq-en-Barœul. — Mouvaux. — Neuville-en-Ferrain. — Roncq.

CIRCONSCRIPTION SANITAIRE D'ARMENTIÈRES
(28 communes. — 50.508 habitants).

Armentières. — Aubers. — Bois-Grenier. — Capinghem. — Chapelle d'Armentières. — Comines. — Deûlémont. — Erquinghem-Lys. — Fournes-en-Weppes. — Frelinghien. — Fromelles. — Hantay. — Herlies. — Houplines. — Illies. — La Bassée. — Lompret. — Marquillies. — Pérenchies. — Prémesques. — Quesnoy - sur - Deûle. — Sainghin - en - Weppes. — Salomé. — Verlinghem. — Warnêton-Bas. — Warnêton-Sud. — Wervicq-Sud. — Wicres.

CIRCONSCRIPTION SANITAIRE de VALENCIENNES
(80 communes. — 186.013 habitants).

Abscon. — Anzin. — Artres. — Aubry. — Aulnoy. — Avesnes-le-Sec. — Bellaing. — Beuvrages. — Bouchain. — Bousignies. — Brillon. — Bruay-sur-Escaut. — Bruille-St-Amand. — Château-l'Abbaye. — Condé-sur-Escaut. — Crespin. — Curgies. — Douchy. — Emerchicourt. — Escaudain. — Escautpont. — Estreux. — Famars. — Flines-lez-Mortagne. — Fresnes. — Hasnon. — Haspres. — Haulchin. — Haveluy. — Hélesmes. — Hergnies. — Hérin. — Hordain. — La Sentinelle. — Lecelles. — Lieu-St-Amand. — Lourches. — Maing. — Marly. — Marquette-en-Ostrevent. — Mastaing. — Maulde. — Millonfosse. — Monchaux. — Mortagne-du-Nord. — Neuville-sur-Escaut. — Nivelles. — Noyelles-sur-Selle. — Odomez. — Oisy. — Onnaing. — Petite-Forêt. — Préseau. — Prouvy. — Quarouble. — Quérénaing. — Quiévrechain. — Raismes. — Rœulx. — Rombies-et-Marchipont. — Rosult. — Rouvignies. — Rumegies. — St-Amand. — St-Aybert. — St-Saulve. — Sars et Rosières. — Saultain. — Sebourg. — Thiant. — Thivencelles. — Thun. — Trith-St-Léger. — Verchain-Maugré. — Vicq. — Vieux-Condé. — Wallers. — Wasnes-au-Bac. — Wavrechain-s-Denain. — Wavrechain-s-Faulx.